AF463417

LA

# CHIRURGIE IL Y A CENT ANS

ET LA

# CHIRURGIE AUJOURD'HUI

par M. OLLIER

Professeur à la Faculté de Médecine — Correspondant de l'Institut



## DISCOURS

PRONONCÉ A LA SÉANCE SOLENNELLE DE RENTRÉE

DES FACULTÉS DE LYON

le 3 novembre 1893

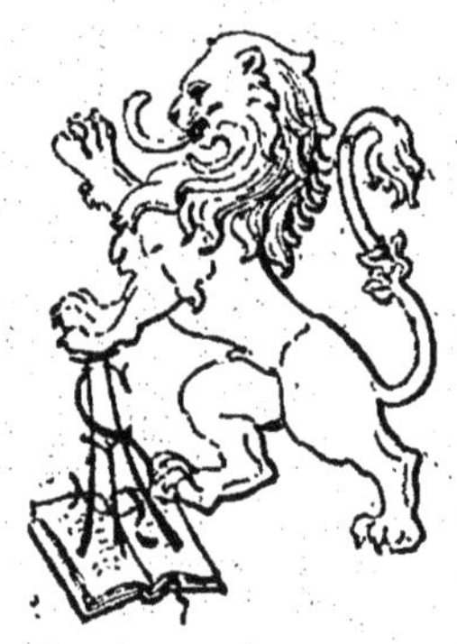

LYON

A. STORCK, IMPRIMEUR-ÉDITEUR

78, Rue de l'Hôtel-de-Ville

1893

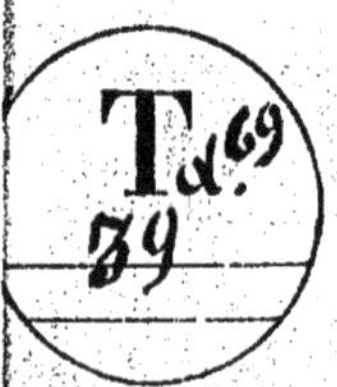

LA

# CHIRURGIE IL Y A CENT ANS

ET LA

# CHIRURGIE AUJOURD'HUI


**par M. OLLIER**

Professeur à la Faculté de Médecine — Correspondant de l'Institut


## DISCOURS

PRONONCÉ A LA SÉANCE SOLENNELLE DE RENTRÉE

DES FACULTÉS DE LYON

le 3 novembre 1893



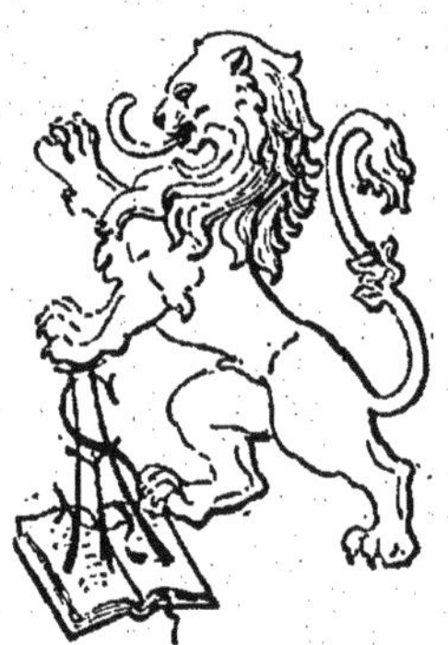


LYON

A. STORCK, IMPRIMEUR-ÉDITEUR

78, Rue de l'Hôtel-de-Ville

1893

Mesdames, Messieurs,

Depuis la fin du XVIIIe siècle la chirurgie a fait des progrès incessants; dans ces cinquante dernières années, elle s'est complètement transformée. Les grandes découvertes qui ont amené cette transformation ne sont ignorées de personne. Elles ont, en quelques années, plus fait pour le bien de l'humanité que les travaux de plusieurs siècles.

La chirurgie passait autrefois pour un art cruel et était envisagée avec effroi par ceux qui avaient à lui demander le soulagement de leurs maux; elle n'inspire plus la même terreur aujourd'hui, depuis que la douleur n'en est plus la rançon nécessaire. Avec l'appréhension de la douleur, elle apportait la peur de l'inconnu. La pensée de ces redoutables accidents que les légendes populaires exagéraient peut-être, mais qui n'étaient en réalité que trop fréquents, ébranlait les âmes les mieux trempées. Mais depuis que chacun connaît la sécurité avec laquelle se pratiquent la plupart des opérations, même les plus redoutées autrefois, on envisage avec plus de sang-froid les services que la chirurgie peut rendre.

Jusqu'à ces dernières années, la crainte des complications infectieuses faisait hésiter les opérateurs les plus hardis; et cette crainte de nuire, à ceux auxquels on voulait être utile, a été pendant longtemps un des grands obstacles au progrès chirurgical. On ne pouvait en effet, dès qu'on avait le moindre sentiment moral, se lancer de gaîté de cœur dans des opérations nouvelles dont l'issue était toujours incertaine, malgré les plus rassurantes analogies. Jamais ces raisons de s'abstenir n'avaient été aussi impérieuses qu'au milieu de ce siècle, au moment où les révélations de la statistique vinrent dessiller les yeux à ceux que les brillants progrès de l'art opératoire avaient un instant éblouis. A ce moment, l'encombrement des grands hôpitaux, rendus plus facilement abordables par la rapidité des voies de communication, avait créé dans tous les centres chirurgicaux des foyers d'infection que l'hygiène hospitalière, encore dans l'enfance, était impuissante à éteindre. C'est alors que furent publiées les statistiques des grands hôpitaux de Paris (1) que nos rivaux étrangers accueillirent avec une satisfaction mal dissi-

(1) De 1836 à 1841, la statistique dressée par Malgaigne pour l'ensemble des grandes amputations pratiquées dans les hôpitaux de Paris, donna une mortalité de 50 0/0 pour les amputations pathologiques et de 3 0/0 pour les amputations traumatiques.

mulée, car il les étalaient à tout propos, comme pour montrer qu'ils n'avaient rien à envier à la chirurgie française.

Aujourd'hui tout est heureusement changé. La chirurgie est entrée en possession des moyens qui lui sont indispensables pour sa marche en avant. Elle a trouvé une sécurité que nos prédécesseurs n'avaient jamais connue. Aussi les chirurgiens de la fin de ce siècle, plus heureux que ceux qui ont assisté à son aurore, peuvent-ils, non seulement récolter ce qu'avaient semé les siècles précédents, mais marcher d'un pas plus assuré dans l'exploration de l'inconnu.

La comparaison de la chirurgie de ces deux époques, de la fin du XVIIIe siècle et des temps actuels, est le meilleur moyen de se rendre compte du chemin parcouru, et par cela même de faire apprécier les progrès accomplis.

## I

Si le XIVe siècle, avec Guy de Chauliac, si le XVIe avec Ambroise Paré, ont été deux brillantes époques pour la chirurgie française; si le génie d'Ambroise Paré surtout a marqué le véritable commencement de la chirurgie moderne, il nous faut arriver à la grande époque de l'Académie royale de chirurgie, pour assister à la constitution scientifique et à l'émancipation définitive de notre art. Jusque-là, la chirurgie n'était pas sortie de l'état d'infériorité dans lequel la tenaient les mœurs, les préjugés et les institutions. Elle restait séparée de la médecine proprement dite, dominée par elle et tenue à l'écart. Dès qu'elle voulait réclamer le même rang que son aînée, on lui répondait dédaigneusement qu'elle n'était qu'un art inférieur. Ces luttes entre la Faculté de médecine et le Collège de Saint-Côme, durèrent plus de quatre siècles; elles ne cessèrent même pas complètement à la création de l'Académie de chirurgie; mais, à partir de ce moment, la situation relative des deux parties fut complètement changée. Les chirurgiens avaient conquis l'autorité morale qui leur avait manqué jusqu'alors, et ils n'eurent plus à s'inquiéter des tracasseries impuissantes de la Faculté.

La fondation de l'Académie (en 1731) fut donc un évènement de la plus haute importance (1). Dirigée à ses débuts par l'illustre J. L. Petit qui l'anima de son esprit, elle devint bientôt le centre où affluèrent de toutes parts les observations et les travaux. C'était la première fois qu'on faisait appel au travail collectif pour la discussion des doctrines et la fixation des règles propres à diriger l'exercice de notre art. Tout était à faire alors; les théories les plus arriérées, les pratiques les plus diverses et souvent les plus opposées, étaient acceptées par la plupart des chirurgiens, qui n'avaient pu développer leur sens critique et acquérir une philosophie bien profonde dans les boutiques de barbiers d'où

(1) Ce fut grâce à l'influence de La Peyronnie, premier chirurgien du roi et chef de la chirurgie du royaume, que Louis XV signa les lettres-patentes qui instituèrent l'Académie royale de chirurgie. La Peyronnie ne fut pas seulement l'instigateur de cette fondation ; il en fut aussi le généreux Mécène.

ils étaient sortis. Ce fut l'honneur de l'Académie de transformer en peu d'années l'esprit général de la corporation et de faire surgir de tous côtés des travaux remarquables, d'où l'on tira un corps de doctrines qui dirigea et inspira les chirurgiens d'il y a cent ans, et dont l'influence se fait encore sentir aujourd'hui.

La chirurgie française exerçait au XVIIIe siècle une suprématie incontestée sur toutes les écoles de l'Europe. Ses doctrines étaient adoptées partout ; sa pratique faisait loi. De toutes parts on venait à Paris, s'initier à l'anatomie chirurgicale, à la médecine opératoire et au diagnostic clinique qui devint bientôt le principal attrait de cet enseignement et fit la caractéristique de notre chirurgie.

C'est en 1787, à la veille de la Révolution que fut créée à l'Hôtel-Dieu de Paris, par l'illustre Desault, cette école de chirurgie pratique d'où sortirent la plupart des hommes qui se firent un nom au commencement du XIXe siècle.

Jusque-là l'enseignement avait été presque exclusivement théorique. Dans les cours publics, on décrivait les causes et les symptômes des maladies, mais on ne conduisait pas les élèves dans les salles de malades, et les chirurgiens des grands hôpitaux n'opéraient guère que devant les aides qui leur étaient indispensables.

Persuadé qu'on ne pouvait former de vrais chirurgiens qu'en les mettant à même de voir, de toucher et de comparer les malades ; qu'en leur permettant d'assister aux opérations sur le vivant ; qu'en leur donnant à profusion ce que nous appellerions aujourd'hui des *leçons de choses*, Desault fut le véritable fondateur de cet enseignement clinique qui a fait depuis lors la principale gloire des écoles françaises et qui doit rester toujours le plus solide fondement de notre chirurgie.

Malheureusement cet enseignement ne fut pas de longue durée, il fut brusquement suspendu au moment le plus critique de la Révolution, et bientôt après définitivement interrompu par la mort rapide et inattendue de son fondateur (1).

Jamais, à aucune époque de son histoire, la France n'avait eu autant besoin de chirurgiens. Ses nombreuses armées en demandaient chaque jour et semblaient en être de plus en plus dépourvues. Ce besoin pressant hâta le rétablissement de l'enseignement public. On créa les Écoles de santé, mais le temps manquait, et malgré le zèle des professeurs et l'enthousiasme des élèves, on ne pouvait envoyer à la frontière que des officiers de santé sommairement instruits et totalement dépourvus d'expérience personnelle.

Les levées en masse eurent alors leur légende, mais ces chirurgiens improvisés ne firent illusion à personne. Heureusement ils trouvèrent dans les camps des maîtres éminents, d'anciens membres de l'Académie de chirurgie qui purent, sur les champs de bataille et dans les hôpitaux des villes frontières, combler les lacunes

(1) Desault mourut le 1er février 1795. Sa mort donna lieu aux commentaires les plus étranges. On prétendit qu'il avait été empoisonné parce qu'il n'avait pas voulu se prêter à des vues criminelles sur la vie de Louis XVII. Bichat a fait justice de ces absurdités (*Œuvres chirurgicales* de Desault publiées par Bichat, t. I, p. 53).

les plus apparentes de leur éducation médicale et leur donner l'instruction pratique qui leur était indispensable.

Il est inutile de parler des progrès de la chirurgie à cette époque. On était occupé à tout autre chose ; et les évènements intérieurs et extérieurs, au milieu desquels on vivait, n'apportaient pas des conditions favorables à l'avancement d'un art qui trouvait, sans doute, dans les circonstances du moment, des occasions exceptionnellement fréquentes de s'exercer, mais qui pour progresser scientifiquement aurait eu besoin, avant tout, de calme et de liberté d'esprit.

Cette stérilité, inséparable des époques troublées, ne fut cependant pas absolue, et j'aurais tort de passer sous silence une des dates glorieuses de la chirurgie française. Dans une petite ville de province, à Bar-sur-Ornain, aujourd'hui Bar-le-Duc, un chirurgien modeste par sa situation, mais supérieur par ses conceptions, Moreau le père, pratiqua le 29 août 1794, la première résection totale de l'articulation du coude. Cette opération eut le plus grand succès et fut le point de départ d'une des plus belles conquêtes de la chirurgie conservatrice. Elle resta longtemps ignorée (1), mais ne tarda pas à avoir des conséquences heureuses. Bar-sur-Ornain se trouvait sur la route des armées qui se rendaient sur le Rhin. Percy y visita Moreau, vit ses opérés

(1) Les opérations de Moreau ne furent guère connues que par la thèse de son fils, publiée en 1803. En 1788, il avait adressé un mémoire à l'Académie de chirurgie, dans lequel il proposait la résection du coude, mais il ne pratiqua cette opération que six ans plus tard.

et conçut immédiatement la pensée de faire bénéficier ses blessés de la découverte du chirurgien lorrain.

Malgré le retour de la tranquillité publique, malgré la création des Ecoles de santé et le rétablissement de l'enseignement officiel, les dernières années du XVIIIe siècle et les premières du XIXe ne pouvaient être favorables à un grand développement de la chirurgie scientifique. Les doctrines de l'Académie de chirurgie, les échos déjà lointains des cliniques de Desault inspiraient toujours cependant les chirurgiens qui n'avaient pas le temps d'écrire, et qui se contentaient de rassembler des matériaux pour l'avenir.

Mais un nouvel ordre de choses allait éclore. La chirurgie scientifique venait enfin de trouver, dans les nouvelles institutions, des conditions rationnelles d'existence et de progrès. Le XVIIIe siècle avait sans doute porté notre art à un point de splendeur inconnu aux siècles précédents. L'Académie de chirurgie avait éclipsé l'antique Faculté de médecine et s'était élevée au-dessus d'elle dans l'estime publique. Mais cette supériorité même, dont s'applaudissaient bruyamment les esprits superficiels qui la considéraient comme une juste revanche du passé, semblait maintenir et consacrer un antagonisme dont tout le monde souffrait, et que l'esprit philosophique avait condamné depuis longtemps au nom de la science et de la raison. Ce fut l'honneur des hommes chargés par la Convention de réédifier les institutions médicales, que de consacrer le principe de l'unité fondamentale des diverses branche de l'art de guérir, en créant les Ecoles de santé (1) et plus tard les Facultés de médecine, qui eurent mission d'enseigner à la fois, et sur le même pied, la médecine et la chirurgie. L'unité d'origine et l'identité de diplôme mirent fin à cette lutte séculaire, dont les deux parties avaient également souffert.

C'est à ce moment que les puissantes conceptions de Bichat sur l'anatomie générale et la physiologie vinrent ouvrir aux sciences médicales des voies nouvelles et fécondes. Mais la chirurgie ne put en faire immédiatement son profit. Les chirurgiens qui eussent été les plus aptes à en comprendre la portée n'avaient pas les loisirs nécessaires. La plupart de ceux qui devaient devenir célèbres plus tard étaient dans les armées, disséminés sur tous les points de la frontière. C'était l'époque où Percy et Larrey, pour ne citer que les plus illustres, renouvelaient la chirurgie de guerre, et montraient que ce n'était pas seulement par les armes que la France était alors supérieure aux nations qui l'entouraient.

Pendant toute la durée des guerres de la République et de l'Empire, notre chirurgie fut réduite à ses propres ressources. La rupture presque continue de nos relations avec l'Angleterre laissa à peu près ignorés les

(1) Les Ecoles de *santé* furent créées le 13 frimaire an III (4 décembre 1794) sur le rapport de Fourcroy. « On leur avait donné ce nom, dit Rochard (*Histoire de la chirurgie française au* XIXe *siècle*), pour bien établir la fusion de la médecine et de la chirurgie ; mais trois ans après, celle de Paris prit le nom d'Ecole de médecine, et la loi du 14 floréal an X vint consacrer définitivement ce changement de dénomination en l'appliquant également aux deux autres (Montpellier et Strasbourg). »

écrits de John Hunter et le mouvement qu'ils avaient suscité dans ce pays. Cet illustre chirurgien venait cependant de réviser, à l'aide d'expériences sur les animaux vivants, les propositions fondamentales de la pathologie chirurgicale. Il montrait ainsi toute la valeur de l'expérimentation que les chirurgiens français du XVIIIe siècle n'avaient pas ignorée, quoiqu'on en ait dit (1), mais à laquelle ils n'avaient pas eu aussi souvent recours.

Quand le rétablissement de la paix permit de renouer les relations scientifiques entre les chirurgiens des diverses nations, on se mit de toutes parts à l'œuvre, mais, sauf la Grande-Bretagne qui avait joui chez elle d'un calme relatif, les autres nations avaient autant souffert que nous de la période troublée que nous venions de traverser, et nous gardions sur elles l'avance que le XVIIIe siècle nous avait permis d'acquérir. Aussi nos écoles chirurgicales, représentées par Dupuytren et par Delpech (2), pour ne citer que les figures les plus grandes et les plus originales, éclipsèrent-elles à cette époque toutes les écoles du continent. De toute part on se rendait à Paris, pour suivre les leçons de Dupuytren qui, pendant une vingtaine d'années, par sa valeur propre et l'influence qu'il sut acquérir, fut la personnification la plus éclatante de la chirurgie française.

(1) Dans la préface qui est en tête du premier volume des *Mémoires de l'Académie royale de chirurgie*, on lit : « Le plan que se propose l'Académie est d'élever la chirurgie sur les observations, sur les recherches physiques et sur les expériences. » T. I, édit. in 32 page 45.

(2) Dupuytren à Paris, Delpech à Montpellier.

## II

Ceux qui ne peuvent juger de la chirurgie que par ce qu'ils en ont vu et appris depuis quinze ans, auront quelque peine à se figurer les difficultés de notre art au commencement de ce siècle. Ce qu'ils voient aujourd'hui leur donne une idée incomplète de ce que devait être un chirurgien, en présence de malades pour qui l'idée de l'opération était déjà un supplice des plus pénibles, et qui, dès le premier coup de bistouri, faisaient retentir la salle d'opération de leurs cris affolés ou de leurs gémissements contenus. On n'avait rien de certain pour prévenir leurs souffrances, rien d'efficace pour les calmer.

Il fallait aller vite; et la qualité la plus appréciée, et parfois la plus utile du chirurgien, était la rapidité dans le maniement du couteau. On cherchait avant tout des procédés rapides, et l'on redoutait ces opérations longues et minutieuses qui ne peuvent réussir qu'au prix d'une attention soutenue de la part du chirurgien et d'une immobilité absolue de la part du malade. Malgré l'insensibilité relative de certains tissus ou organes profonds, on osait à peine s'arrêter à l'idée de ces opérations qui exigent plusieurs heures pour être menées à bien et que nous pratiquons aujourd'hui tous les jours. Non seulement il était difficile d'entreprendre ces opérations délicates d'exploration et de recherche, dont tous les temps ne peuvent pas être exactement prévus et dont la marche et la direction définitives ne sont déterminées que lorsqu'on a déjà pénétré couche par couche dans les parties profondes; mais, quand on avait à mettre en parallèle deux méthodes opératoires, on choisissait plus volontiers la plus rapide, malgré les avantages que l'autre pouvait présenter. On comprend que les résections articulaires aient eu d'abord peu de succès : chirurgiens et malades préféraient l'amputation d'un membre qu'une main habile pouvait abattre en moins de temps que nous n'en mettons aujourd'hui à tracer nos incisions préliminaires.

La rapidité de la main était donc une qualité de premier ordre, et lorsqu'elle s'alliait à un coup d'œil sûr, à un sang-froid imperturbable et à des connaissances anatomiques précises, elle réalisait l'idéal du chirurgien aux yeux de ceux qui avaient à se confier à lui. Aussi comprend-on l'enthousiasme qu'excitaient certains opérateurs lorsque le couteau, manié d'une main ferme et sûre, enlevait une tumeur comme par un tour de prestidigitation. Le malade avait à peine le temps de pousser un cri, et le chirurgien pouvait se flatter d'avoir accompli la devise de Celse : *cito, tuto et jucunde.*

Mais cette chirurgie un peu trop théâtrale avait les plus graves inconvénients. Quelque habile que fût une main, il était difficile de la guider dans les contours complexes qu'il aurait fallu lui imprimer, pour enlever tout ce qui était nécessaire et rien que ce qui était nécessaire. Aussi que d'opérations incomplètes, que d'amputations irrégulières, que de dissections inachevées ! Le public, qui avait suivi de loin l'acte opératoire, pouvait être saisi d'admiration et se retirer satisfait ; mais les aides qui étaient chargés du pansement de la plaie, se débattaient souvent devant des lambeaux trop courts, ou constataient avec terreur des opérations inachevées. Bien opérer était alors beaucoup plus difficile qu'aujourd'hui, et nous devons une admiration sans réserve aux maîtres d'autrefois qui, en abrégeant le plus possible les souffrances inévitables, avaient trouvé, dans l'application méthodique de règles judicieusement établies, le moyen d'exécuter des opérations irréprochables.

Aujourd'hui les conditions sont tout à fait changées, et les qualités indispensables aux chirurgiens d'autrefois ne sont qu'exceptionnellement nécessaires. Le malade n'a plus les angoissantes perspectives de la douleur ; il sait qu'il ne souffrira pas, et c'est le plus souvent avec bonheur qu'il voit arriver l'heure de sa délivrance. De son côté, le chirurgien n'ayant plus à se préoccuper des luttes morales et même physiques qu'il pouvait avoir à soutenir autrefois, sachant qu'il n'aura pas à compter avec l'agitation et les résistances involontaires de son malade, entreprend une opération avec le calme le plus complet ; et alors, sans se presser, envisageant uniquement le but qu'il veut atteindre, il combine avec plus de sang-froid les moyens d'y parvenir. Il dissèque prudemment ce qu'autrefois on enlevait d'un trait rapide, et, sûr de son hémostase que les perfectionnements modernes ont rendue plus facile et plus efficace, il poursuit son plan avec le même calme que s'il opérait sur un cadavre.

Si les anciens opérateurs devaient se préoccuper de faire vite, nous n'avons aujourd'hui que la pensée de faire bien. Le temps ne compte plus, et s'il était pardonnable à un ancien chirurgien de calculer complaisamment les minutes qui séparaient son premier de son dernier coup de bistouri, un pareil calcul serait puéril aujourd'hui. Nous acceptons cependant toujours la devise de Celse, mais le *cito* entre beaucoup moins dans nos préoccupations; nous visons surtout au *tuto*, sans dédaigner le *jucunde*, car l'élégance est une qualité qu'on a toujours attribuée au chirurgien français et que nous n'avons nulle envie de répudier.

Malgré les difficultés que rencontraient les chirurgiens du commencement de ce siècle, il avaient imprimé de grands progrès à notre art; ils avaient même déjà posé la plupart des principes qui ont servi plus tard à leurs successeurs, pour réaliser de nouveaux perfectionnements. Ils avaient étendu, aux régions les plus dangereuses, la ligature des gros vaisseaux pour le traitement des anévrismes; ils avaient perfectionné les amputations et les désarticulations, en établissant leur manuel sur des règles précises; ils avaient pratiqué quelques résections; ils avaient en outre commencé à faire ces opérations réparatrices, longues et délicates, qui devaient bientôt, sous le nom de *chirurgie plastique*, apporter à notre art un élément esthétique que les anciens n'avaient réalisé que par des prothèses grossières. Mais ces opérations délicates ne se multipliaient que lentement; les malades reculaient devant elles; la souffrance les effrayait. Et cependant on trouvait partout à cette époque des hommes que la douleur n'arrêtait pas, et qui savaient tellement la dominer qu'ils paraissaient ne pas sentir.

C'est surtout dans les camps qu'on rencontrait ces natures stoïques. Ces hommes de fer, endurcis par les privations et les fatigues, familiarisés avec les spectacles les plus émouvants, méprisaient la mort et se riaient de la souffrance. L'excitation du combat, l'ivresse de la victoire, leur faisaient supporter, presque sans sourciller, les opérations les plus cruelles. A la bataille de la Moskowa, Larrey désarticula l'épaule à un chef de bataillon qui, immédiatement après le pansement, remontait à cheval et partait pour la France. Larrey nous dit (1) que le cheval mourut en route, mais que l'officier arriva à bon port.

J'ai eu encore l'occasion d'opérer, au début de ma carrière, quelques survivants de cette forte génération. Ils refusaient l'éthérisation qu'ils considéraient comme une lâcheté, et ils restaient immobiles sous le bistouri et impassibles devant le sang qui les inondait. C'étaient là des hommes fortement trempés. Je suis persuadé que la race n'en est pas éteinte parmi nous, mais quand on voit le nombre des névropathes et des neurasthéniques que nous avons à opérer, on ne peut s'empêcher de glorifier l'invention de l'éthérisation et de proclamer la découverte de Morton et de Jackson comme un des plus grands services rendus à l'humanité.

(1) *Mémoires et campagnes*. Campagnes de Russie. Tome IV, p. 50.

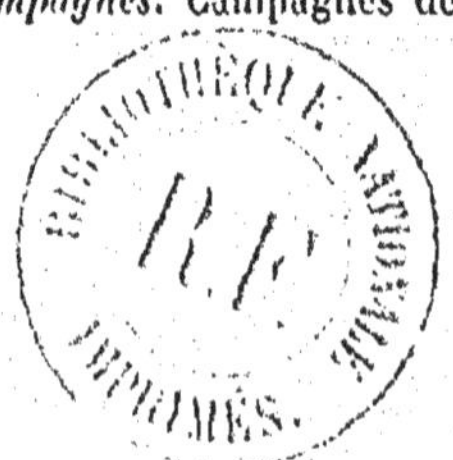

Je parle de l'éther et non du chloroforme, car, malgré les avantages que puisse présenter ce dernier agent anesthésique, nous restons, à Lyon, fidèles à l'éther. Ayant été assez heureux pour pratiquer, ou faire pratiquer sous ma responsabilité environ 40.000 anesthésies par l'éther, sans avoir aucun cas de mort à déplorer par le fait de l'anesthésie elle-même, je suis de moins en moins disposé à adopter un agent auquel les statistiques les plus récentes attribuent un danger quatre fois plus grand (1).

## III

Si l'introduction de l'anesthésie avait permis à la médecine opératoire de faire de grands progrès en étendant le champ de ses applications, elle n'avait pas apporté de grands changements dans la mortalité post-opératoire. Elle avait bien supprimé les morts par la douleur (2) ou par l'épuisement nerveux, mais ces

(1) Dans la statistique publiée il y a trois ans par M. Julliard (de Genève) on comptait un cas de mort sur 14.987 éthérisations, et un cas de mort pour 3.258 chloroformisations. La statistique présentée en 1892, au congrès de la Société allemande de chirurgie, tenu à Berlin, indique un cas de mort sur 8.433 anestésies par l'éther et 37 morts sur 95.246 anesthésies par le chloroforme, soit 1 sur 2.574 (Vallas, *De l'Anesthésie par l'éther*, in *Revue de chirurgie*, 10 avril 1893).

(2) On observait de temps en temps des cas de mort qu'on ne pouvait expliquer que par l'intensité de la douleur. On citait même des cas où la mort avait été occasionnée par la frayeur de l'opération avant le premier coup de bistouri. — Dupuytren disait alors : La douleur tue comme l'hémorrhagie.

accidents étaient relativement rares, en comparaison surtout de ceux qu'amenaient chaque jour les infections septiques, de plus en plus graves dans les grands hôpitaux, à mesure que les opérations sanglantes y devenaient plus nombreuses.

Les accidents infectieux (la pyohémie, l'érysipèle etc.) s'y étaient tellement multipliés que les chirurgiens les plus hardis sentaient leur main défaillir. Las d'opérer sans guérir, ils étaient pris d'un découragement profond, et ils allaient parfois jusqu'à traiter d'erreur et de vanité les perfectionnements opératoires dont ils s'étaient d'abord enorgueillis.

Le découragement était tel, qu'ici même, un des plus illustres chirurgiens que Lyon ait produit, Bonnet, avait pour ainsi dire renoncé au bistouri et créé ou réhabilité toute une chirurgie par les caustiques. Le fer rouge, le chlorure de zinc (pâte de Canquoin), étaient à peu près pour lui les seuls moyens de diérèse. A la fin de sa carrière, il était tellement préoccupé du danger d'ouvrir des portes à l'infection qu'il ne craignait pas de mettre des jours, des semaines et même des mois pour détruire des tumeurs qu'un coup de bistouri eût enlevées en un instant. C'était là une chirurgie peu élégante, sans doute, et qui semblait faire reculer l'art de plusieurs siècles, mais comme elle était en réalité moins meurtrière que la chirurgie au bistouri, elle avait attiré des adeptes convaincus.

On a quelque peine aujourd'hui à se représenter l'état d'âme de ceux qui exerçaient la chirurgie il y a quarante ans. En dehors des opérations d'urgence qui s'imposaient d'elles-mêmes, on hésitait toujours à prendre un bistouri. On savait que la moindre égratignure dans un milieu infecté pouvait être le point de départ d'un accident mortel. On luttait de son mieux et on luttait sans cesse, pour prévenir ou combattre ces complications menaçantes. On s'ingéniait à écarter cet ennemi insaisissable et inconnu dans sa nature; on variait les procédés pour donner moins de prise à ses attaques; mais malgré la stratégie la plus savante (ou du moins qu'on regardait comme telle); malgré toutes les précautions, tous les détours, tous les subterfuges que pouvaient inspirer les théories du moment, on était souvent vaincu dans la lutte, et l'on voyait crouler toutes ses espérances au moment où on allait toucher au port.

J'ai connu ces luttes, ces tristesses, ces déboires, et c'est parce que j'en ai conservé une impression profonde que je me réjouis du présent et que j'aime à regarder l'avenir.

Ce n'est pas de nos jours seulement que les chirurgiens se sont préoccupés de la recherche des causes qui enlevaient leurs opérés. Depuis longtemps ils admettaient ou soupçonnaient l'existence de poisons qui engendraient la fièvre et la putréfaction des tissus. Le mot *antiseptique* qui se trouve souvent dans les auteurs du XVIIIe siècle, indique la pensée qui les dirigeait. Déjà à cette époque, on cherchait à déterminer expérimentalement la valeur antiseptique des diverses décoctions végétales et d'un grand nombre de solutions minérales. Les mélanges alcooliques et les diverses teintures balsamiques étaient universellement répandus ; et quand l'Académie de chirurgie, réagissant contre les onguents et les emplâtres dont l'empirisme des temps passés avat encombré la thérapeutique, voulut simplifier le traitement des plaies, les baumes, les teintures restèrent longtemps dans la chirurgie populaire. On les abandonna peu à peu dans les grands hôpitaux, et bientôt, sous l'influence des idées de Broussais, on leur substitua les pansements émollients les plus propres, disait-on, à prévenir l'irritation des plaies et la fièvre traumatique. Les faits vinrent bientôt démentir ces théories dites physiologiques, et l'on dut revenir à l'idée de combattre le poison, soit en le détruisant, soit en l'empêchant de se développer. Bonnet, qui avait cru trouver la substance toxique dans le sulfhydrate d'ammoniaque, essaya d'en prévenir la formation par les caustiques métalliques qui devaient agir en coagulant l'albumine. Bientôt on la chercha dans des substances organiques solubles, et la chimie parut en isoler plusieurs (1).

Mais quand Pasteur eut démontré que les agents de l'infection étaient des organismes vivants (2), on put

(1) C'est grâce aux recherches modernes, et en particulier à celles de M. Bouchard, que nous avons aujourd'hui des idées plus précises sur l'origine des poisons organiques, des toxines, qui se fabriquent dans nos propres organes et dont l'action s'ajoute à celle des matières septiques venues du dehors.

(2) Nous devons rappeler ici la part importante qui revient à l'École Lyonnaise dans la détermination des agents septiques. Dès 1866, M. Chauveau démontrait que la virulence des liquides siégeait dans les corps figurés qu'ils contiennent. Ses recherches sur les maladies infectieuses et les travaux de ses élèves, Toussaint, M. Arloing ont constamment contribué depuis lors à édifier les théories actuelles sur la virulence et l'atténuation des virus.

donner une meilleure direction à la lutte, mettre les plaies à l'abri de ces agents et en empêcher le développement dans l'organisme. Pendant longtemps on les chercha dans l'air qui était regardé comme leur principal véhicule, mais bientôt on reconnut que le corps vulnérant, les téguments du malade, ses vêtements, les objets qui l'entourent, les doigts du chirurgien, les instruments et les pièces de pansement, étaient beaucoup plus dangereux que les gaz de l'air et les particules flottantes qu'ils entraînent. A partir de ce moment, l'antisepsie rationnelle fut créée et le pansement de Lister vint nous donner le moyen de faire disparaître l'infection purulente, la pyohémie, c'est-à-dire la complication la plus grave des grandes plaies, qui était restée toujours l'épouvantail des chirurgiens.

On a à peu près abandonné cependant la formule du pansement qui a permis de supprimer l'infection purulente. On l'a remplacée par des procédés plus simples, plus faciles, moins coûteux et plus efficaces. Par crainte de l'action toxique des substances antiseptiques, on a voulu substituer l'asepsie à l'antisepsie; mais malgré tous les changements dans le mode d'application de l'idée, nous n'en devons pas moins regarder Lister comme le principal auteur de cet immense progrès.

Nous devons d'autant plus l'admirer, que ce progrès n'a pas été le résultat du hasard ou d'une inspiration heureuse. Il dérive de l'application patiente, raisonnée et méthodique des faits physiologiques que l'expérimentation venait de révéler. C'est en s'appuyant, comme il le dit lui-même, sur les travaux et les idées de Pasteur, que Lister a trouvé le premier la solution pratique du problème que tous ses contemporains avaient inutilement cherchée (1).

Si l'on mesure la grandeur d'une découverte au nombre de vies humaines qu'elle conserve, ou à la quantité de souffrances qu'elle permet de soulager, on ne doit pas hésiter à mettre les noms de Pasteur et de Lister au premier rang des bienfaiteurs de l'humanité.

Quelques rapides exemples vont nous donner la mesure des services qu'ils nous ont rendus. Avant l'antisepsie, les grandes amputations étaient suivies d'une mortalité effrayante dans les armées et les grands hôpitaux. En Crimée, dans l'armée française, la mortalité, après l'amputation de la cuisse, avait été de 91 % : c'est-à-dire que sur cent blessés, auxquels on avait pratiqué cette opération, 9 seulement avaient survécu. Dans la guerre d'Italie, la mortalité fut un peu moindre : 85 %.

(1) Le pansement ouaté d'Alphonse Guérin est celui qui approcha le plus près du but. En 1871, au moment de la Commune, il donna à son inventeur des résultats bien supérieurs à tous les modes de pansements alors usités. Je m'empressai de l'adopter, en y ajoutant toutefois l'acide phénique dont Lemaire et Lister avaient déjà démontré les propriétés antiseptiques. Dès 1872, dans mon service de l'Hôtel-Dieu, j'avais voulu réaliser l'asepsie au moyen d'objets de pansement stérilisés par la chaleur, mais je dus y renoncer devant les difficultés matérielles que je rencontrais partout, et me contenter d'une ouate imparfaitement phéniquée. J'obtins cependant de ce pansement des résultats supérieurs à ceux que m'avaient donnés jusque-là les autres modes de traitement des plaies que j'avais essayés depuis douze ans; mais quand je pus employer dans ma clinique, d'une manière régulière, le pansement de Lister, j'obtins des résultats bien meilleurs encore.

Rien n'est si triste que la lecture de ces statistiques chirurgicales des grandes guerres passées. Le talent, l'habileté, le dévouement des chirurgiens étaient impuissants à prévenir les complications qui leur enlevaient leurs opérés. Mais rien n'est consolant comme les perspectives que nous montre l'antisepsie. Dans les grands hôpitaux civils, les amputations de cuisse, à la suite de broiement ou de fracture compliquée, occasionnaient autrefois une mortalité énorme. La situation aujourd'hui est complètement changée, et la même amélioration se constatera dans la chirurgie de guerre, toutes les fois qu'on pourra appliquer les principes nouveaux.

La démonstration en a été déjà faite dans les guerres les plus récentes, en Bulgarie, au Tonkin, et sans nous dissimuler les obstacles de tous genres que rencontreront nos chirurgiens d'armée, au lendemain de ces sanglantes hécatombes que semblent nous réserver les grandes guerres de l'avenir, nous ne doutons pas qu'ils ne conduisent à la guérison la plupart des blessés que les complications infectieuses auraient enlevés autrefois. Nous en doutons d'autant moins que nous connaissons déjà la valeur des hommes à qui cette noble mission sera confiée. Aussi grands par le patriotisme que leurs aînés de 1793, mais plus instruits, plus expérimentés, mieux préparés à l'exercice de leur art, ils pourront immédiatement se montrer à la hauteur des circonstances les plus difficiles. Et nous tous, qui aurons contribué à leur inculquer les principes salutaires de la chirurgie antiseptique, nous serons heureux d'applaudir aux services rendus par nos anciens élèves.

Ce n'est pas seulement dans les camps que les statistiques des amputations de cuisse accusaient autrefois une effrayante mortalité. Dans les hôpitaux de Paris, elle avait été de 60 % de 1836 à 1841 ; plus tard, elle tomba à 52 %, de 1841 à 1862, pour remonter ensuite pendant quelques années (1). A Lyon, nous ne possédons pas de statistiques chirurgicales de nos hôpitaux, et je suis obligé de parler de mes faits personnels. Or, avant 1875, j'avais eu une mortalité de 48 %, pour tous les cas réunis. Elle est aujourd'hui de 10 % dans les mêmes conditions.

Un dernier exemple plus frappant encore nous est fourni par la résection du genou. Avant 1878, je n'avais eu qu'un succès complet sur 7 opérations ! C'était une proportion effrayante de 85 % d'insuccès ; aussi, dus-je renoncer pendant plusieurs années à cette opération. Mais avec l'antisepsie, la proportion des succès s'est rapidement améliorée, et aujourd'hui, le changement est tellement complet que sur les 49 dernières résections que j'ai pratiquées depuis quatre ans, la mortalité opératoire a été nulle.

Après avoir réduit à des proportions minimes le danger des grandes opérations pratiquées autrefois, l'antisepsie nous a permis d'attaquer résolument des organes dont on osait à peine s'approcher.

(1) Jusqu'au moment où l'antisepsie a été introduite et généralisée dans les services hospitaliers. Depuis lors, la proportion de la mortalité a changé partout ; aussi les statistiques antérieures n'ont-elles qu'un intérêt historique.

Une chirurgie à peine ébauchée jusqu'ici, la chirurgie viscérale, a fait en quelques années des pas de géant. Il n'est pour ainsi dire pas un organe qui soit hors de notre atteinte. Si on ne l'a pas encore abordé, on pourra peut-être y pénétrer demain. Un horizon presque sans limite s'ouvre devant nous, et si le présent a déjà recueilli de riches moissons, l'avenir nous en promet de plus étonnantes encore.

La chirurgie de la moelle épinière n'en est encore qu'à ses débuts et celle des organes encéphaliques et thoraciques, quoique depuis plus longtemps abordée, présente encore beaucoup de points obscurs et inexplorés.

La chirurgie abdominale, sur laquelle on s'est précipité de toutes parts comme sur une mine inépuisable, est plus avancée sans doute. Mais la mine est si riche, les organes si nombreux, les lésions si variées, qu'on ne peut encore prévoir les limites qu'il sera impossible de franchir.

Ce n'est déjà plus la technique opératoire qui nous arrête; c'est l'incertitude du siège réel et de la nature de la maladie qui nous tient en suspens. Malgré les opérations exploratrices qui nous ouvrent des portes précieuses sur l'inconnu, ce n'est que par le perfectionnement du diagnostic clinique et par de nouvelles études sur la marche des maladies que nous pourrons poser des indications rationnelles. Nous marcherons alors d'un pas plus assuré et, dans nos hardiesses sagement réfléchies, nous ferons œuvre de savant et non pas d'empirique.

Si nous avons loué jusqu'ici sans réserve les magnifiques résultats obtenus grâce à l'antisepsie, et si nous en espérons de plus merveilleux encore pour un avenir prochain, nous ne devons pas fermer les yeux sur les dangers auxquels nous sommes exposés. Toute médaille a son revers, et l'innocuité de nos interventions a porté quelques opérateurs à les multiplier outre mesure. L'ignorance de la marche naturelle des maladies et de la bénignité de certaines lésions a fait faire un certain nombre d'opérations inutiles, et ces opérations ont eu souvent des résultats d'autant plus brillants, aux yeux du monde, qu'elles étaient en réalité moins nécessaires.

Quand je vois l'ardeur inconsidérée avec laquelle, à l'étranger surtout, certains esprits aventureux se lancent dans la chirurgie opératoire, la réflexion qu'un homme d'Etat des plus clairvoyants (1) faisait, il y a quelques années, sur notre situation politique, me revient en mémoire; et je dis à ces impatients, pleins d'une belle ardeur sans doute, mais dépourvus de frein et surtout de boussole : La chirurgie a en ce moment plus besoin de mécaniciens que de chauffeurs.

Rien en effet ne peut autant compromettre l'autorité de nos décisions, et par cela même les services que nous sommes à même de rendre, que cette précipitation à prendre le bistouri. A toutes les époques, la manie opératoire, ce que les anciens appelaient le *Prurigo secandi*, a sévi plus ou moins. Nous la voyons reparaître aujourd'hui, sous une forme moins meurtrière qu'autrefois sans doute, mais aussi dangereuse à certains

(1) Gambetta.

égards, car elle semble plus souvent légitimée par le succès. Il y a un moyen certain de s'en préserver, c'est de n'aborder l'exercice de notre art qu'avec une connaissance approfondie de l'évolution naturelle des maladies, et de ne jamais perdre de vue le sentiment moral qui doit inspirer tous nos actes.

En chirurgie, pas plus que dans les rapports sociaux, pas plus que dans les divers actes de notre vie privée ou publique, le succès ne justifie rien par lui-même. Aussi avant de s'extasier sur le résultat de certaines opérations faut-il se demander si l'on n'eût pas aussi bien fait de s'abstenir.

Je ne fais allusion ici qu'à des erreurs d'appréciation, qu'à des fautes commises par ignorance; je ne parle pas de ces interventions qui seraient inspirées par un autre intérêt que celui du malade. Ce sont là des actes coupables dont nous n'avons jamais entendu parler parmi nous, et ce n'est pas à la chirurgie lyonnaise que s'appliquaient les sanglants reproches par lesquels mon éminent ami, M. Verneuil, fustigeait, au congrès de Grenoble, les chirurgiens indignes qui trafiquent de leur art (1).

Détournons-nous donc immédiatement de cette pensée, puisque nous n'avons jamais eu et n'aurons jamais, j'en suis sûr, de pareils exemples sous nos yeux, et reposons-nous sur le spectacle réconfortant que nous donnent déjà ceux qui tiendront un jour dans leurs mains les destinées de la chirurgie lyonnaise et qui auront à cœur d'en augmenter l'éclat.

(1) *Association française pour l'avancement des sciences.* Congrès de Grenoble, 1885.

## IV

Dans la première moitié du XIXe siècle, la chirurgie lyonnaise a été représentée par des praticiens habiles, par des opérateurs hors ligne, qui ont eu quelquefois des éclairs de génie (1); mais à cette époque, les préoccupations de la pratique l'absorbaient presque complètement, les recherches purement scientifiques semblaient lui être à peu près étrangères.

C'est avec Bonnet seulement qu'elle a visé plus haut, qu'elle a compté dans le monde par les idées qu'elle a remuées, par les doctrines qui sont sorties de son sein. C'est à partir de ce moment (2) qu'elle a progressé dans une voie réellement scientifique, en fécondant l'observation clinique par les recherches anatomo-pathologiques, et par les divers modes d'expérimentation : expérimentation sur le cadavre, expérimentation sur les animaux vivants. Sans jamais négliger les questions pratiques et la médecine opératoire qu'elle a toujours cultivée avec amour (excepté au moment

(1) Une des plus belles conquêtes de la médecine opératoire, la résection totale et méthodique du maxillaire supérieur, est due à Gensoul (1827).

(2) Les successeurs de Bonnet, soit dans le majorat de l'Hôtel-Dieu, soit dans la chaire de clinique de l'École de médecine, Pétrequin, Barrier, Valette, pour ne parler que de ceux qui ne sont plus, soutinrent brillamment le renom de la chirurgie lyonnaise. Pétrequin qui avait fait paraître en 1844 son *Traité d'anatomie médico-chirurgicale*, se livra plus tard à des travaux d'érudition et de critique historique qui montrèrent qu'aucune partie de la science n'était étrangère à notre chirurgie.

où les ravages des complications septiques lui avaient lié les mains), elle a compris que ce n'était pas seulement par l'invention de procédés opératoires, quelque brillants qu'ils fussent, ou par quelques perfectionnements imprimés à la technique, qu'elle devait prendre part au mouvement scientifique qui s'annonçait de toutes parts.

Avant la découverte de l'antisepsie actuelle, elle a scientifiquement cherché les moyens de diminuer les accidents des plaies ; elle s'est servie de tout ce que la chimie et la physiologie du moment pouvaient lui procurer, et si elle n'a pu résoudre le problème, elle a grandement contribué à en préparer la solution.

Malgré ses succès traditionnels dans l'art opératoire, elle s'était engagée depuis longtemps dans la voie de la chirurgie conservatrice, et avec Bonnet et ses successeurs, elle y a marché sans trêve et sans relâche Depuis l'apparition du *Traité des maladies articulaires*, en 1845, elle s'est attachée par des moyens divers, par des voies différentes, à restreindre le nombre des amputations que les traditions du commencement du siècle faisaient regarder comme nécessaires. Le progrès accompli dans ces dernières années a complètement changé la question ; on a poursuivi le même but par d'autres moyens, et on y est principalement arrivé par les moyens mêmes que Bonnet repoussait, il y a quarante ans (1).

(1) Bonnet repoussait les résections articulaires. Il les regardait comme trop dangereuses. Quant aux résections orthopédiques destinées à changer la position des membres ankylosés ou à leur rendre leurs mouvements, il les condamnait absolument.

Mais si les moyens ont varié, si les opérations que condamnait Bonnet sont devenues applicables aujourd'hui, la méthode générale n'a pas changé, et elle ne doit jamais changer. *Partir de la science pour arriver à l'art, et se laisser diriger par elle dans l'exercice de cet art*, doit être toujours notre idée directrice. Elle a guidé dans le passé ceux qui nous ont ouvert la voie et nous ont appris à y marcher. Elle doit nous y guider d'autant plus dans l'avenir, que les mirages éblouissants de l'art opératoire sont plus dangereux aujourd'hui, et peuvent faire dévier de leur route ceux qui oublieraient qu'un chirurgien ne doit être qu'un médecin opérant.

Cette idée directrice n'a pas seulement le pouvoir de nous préserver des erreurs, elle est le plus sûr moyen de nous amener sur la voie des grandes découvertes l'antisepsie est là pour le prouver); elle sera donc le meilleur instrument du progrès pour l'avenir.

Nous pouvons ici envisager cet avenir avec confiance. Ce que Lyon a fait dans le passé, alors qu'il était isolé et dépourvu de tout outillage scientifique, nous permet de prévoir ce qui en sortira bientôt dans les nouvelles conditions où il vivra désormais. Les travailleurs étaient rares autrefois; ils sont légion aujourd'hui. Les publications scientifiques augmentent chaque jour et, bien qu'elles ne soient pas encore en rapport avec le travail accompli, elles montrent de plus en plus, dans les Académies, dans les Congrès, dans la Presse, que l'esprit d'initiative, l'originalité des vues, la perfection de la technique sont toujours des qualités de notre chirurgie.

Grâce à ce champ d'observation inépuisable que nous offrent les hôpitaux, et qu'on n'aura qu'à distribuer autrement pour en augmenter la fécondité ; grâce aux ressources scientifiques de tout genre que nous trouvons dans les laboratoires de la Faculté, le travail est devenu plus facile et la moisson sera de jour en jour plus abondante.

Les bonnes traditions léguées par nos devanciers sont toujours vivaces parmi nous, et tous nous aurons à cœur de maintenir intacte cette idée directrice, à la fois scientifique et morale, qui a jusqu'ici enfanté les grands travaux. Inspirées par elle, les jeunes générations, mieux outillées et animées d'une ardeur croissante, dépasseront un jour leurs aînées et porteront de plus en plus loin les limites de notre art que nos prédécesseurs ont depuis cent ans progressivement reculées.

---

Bonnette (Dr). — Étude médico-légale sur la précipitation (chutes d'un lieu élevé, défénestration) et particulièrement des lésions viscérales, 1 vol in-8° 3 fr. » 0

G. Branthomme. — De l'exercice de la médecine en Algérie........ 2 fr. 50

S. Charrin (Dr). — Des blessures du cœur au point de vue médico-judiciaire. 2 fr. »

Henri Chartier (Dr). — Examen méd.-lég. et autopsie des nouveau-nés.. 3 fr. »

V.-F. Clair (Dr). — Les lésions de l'oreille chez les aliénés ........ 2 fr. »

E. Dumas (Dr). — Du libéricide au meurtre des enfants mineurs par leurs parents.......... 2 fr. 50

P. Duval (Dr). — Des sévices et mauvais traitements infligés aux enfants... 2 fr. 50

R. Forgeot (Dr). — Des empreintes digitales au point de vue médico-judic. 3 fr. 50

Fournial. — Essai sur la psychologie des foules, considérations médico-judiciaires sur les responsabilités collectives. 1 vol. in-8........ 3 fr. »

André Frécon. (Dr). — Des empreintes en général et de leur application dans la pratique de la médecine judiciaire *(14 fig. dans le texte)*... 3 fr. »

Genod (Dr), — Le cerveau des criminels.......... 2 fr. »

Grand-Clément (Dr). — Les blessures de l'œil au double point de vue des expertises judiciaires et de la pratique médicale. *(Pl. en couleurs)* .. 3 fr. »

Guillemaud (Dr). — Les accidents de chemin de fer et leurs conséquences médico-judiciaires. 1 vol. in-8, 150 pages .......... 3 fr. »

Ch. Hotchkiss (Dr). — Criminalité et médecine judiciaire dans l'Inde Anglaise.......... 3 fr. 50

Julia (Dr). — De l'oreille au point de vue anthrop. et médico-légal........ 3 fr. »

Keim (Dr). — De la fatigue et du surmenage, hygiène et médecine-légale... 3 fr. »

A. Lacassagne (Dr). — De la clientèle civile des médecins militaires......... 1 fr. »

Edouard Lefort (Dr). — Le type criminel d'après les savants et les artistes. 1 v. in-8, 20 *(pl. et 120 fig. hors texte)* .......... 5 fr. »

P. Le Méhauté (Dr). *Médecin de Marine.* — De l'empoisonnement par la strychnine en médecine judiciaire. 1 vol. in-8, 112 pages.......... 3 fr. »

L. Libessart (Dr). — Les sévices envers les enfants.......... 2 fr. 50

L. Lorion (Dr), *Médecin de Marine.* — Criminalité et Médecine judiciaire en Cochinchine. 1 vol. in-8, de 140 pages .......... 3 fr. »

C. Maissiat (Dr). — Les traumatismes du crâne au point de vue médico-judiciaire .......... 2 fr. 5

G. Marsais (Dr), — Des blessures de la matrice dans les manœuvres criminelles abortives. 1 vol in-8, 96 pages.......... 3 fr. »

A. Mathieu (Dr) — Essais sur les indications séméiologiques qu'on peut tirer de la forme des écrits des épileptiques. 1 vol. in-8. *(avec 11 pl. hors texte)* 3 fr. 50

G. Mauduit (Dr). — Du Cyanure de potassium en médecine judiciaire, 1 vol. 3 fr. »

L. Maupaté (Dr) — Recherches d'anthropologie criminelle chez l'enfant. — Criminalité et dégénérescence. Un vol. in-8° de 250 pages.......... 4 fr.

Dr Merlin. — De la responsabilité médicale, 1 vol. in-8. 150 pages.......... 3 fr. »

M. Merciolle. — De la dentition dans les questions d'identité.......... 3 fr. »

Parcelly (Dr). — Des embaumements. Etude historique et critique avec description d'une nouvelle méthode. 1 vol. in-8, 200 pages.......... 3 fr. 50

Louis Percheron (Dr), *Médecin de Marine.* — Contribution à l'étude clinique et médico-légale des contusions et ruptures du foie. 1 vol. in-8, 2 fr. 50

Dr Rassier. — De la valeur du témoignage des enfants en justice. 1 vol. in-8 2 fr. 50

Louis Ravoux (Dr), — Du dépeçage criminel au point de vue anthropologique et médico-légal. Notes de M. Lacassagne. *(4 planc. en phototypie.)*..... 5 fr.

Dr Roche. — Le vitriolage au point de vue historique et médico-légal... .. 3 fr. »

Etienne Rollet (Dr). — De la Mensuration des os longs des membres dans ses rapports avec l'anthropologie, la clinique et la médecine judiciaire 3 fr. 50

Saint-Cyr (Dr F.-J.). — Le cordon ombilical au point de vue médico-judiciaire 3 fr. »

Aimé Schwob (Dr). — Les psychoses menstruelles au point de vue médico-légal 2 fr. 50

Dr Sendral. — Etude critique sur la crémation .......... 2 fr. »

Max Simon (Dr). — Les écrits et dessins des aliénés *(27 fac-sim.)* .......... 3 fr. »

Dr Ch. Teissier. — Du duel au point de vue médico-légal .......... 2 fr. 50

L. Tourtarel (Dr) L'identité établie par l'étude du squelette.......... 2 fr. 50

Vialette (Dr A.). — Des cicatrices au point de vue médico-légal. ...... 3 fr.

Viguié (Dr). — De l'égorgement au point de vue médico-judiciaire.......... 3 fr. »

Léonce Verse (Dr). — De la Pendaison incomplète ou ratée .......... 3 fr. »

J. Vidal (Dr). — Aconits et aconitines. Toxicologie.......... 2 fr. 50

# BIBLIOTHÈQUE

## DE L'ANTHROPOLOGIE CRIMINELLE ET DES SCIENCES PÉNALE

ALIMENA (D.-P.), *Professeur à l'Université de Naples.* — Le projet du nouveau Code pénal Italien (Zanardelli.) .......... 1 fr. 50

» — La législation comparée dans ses rapports avec l'anthropologie, l'ethnographie et l'histoire .......... 1 fr. »

ALONGI, *Direct. de la Colonie de Favignana.* — Le domicile forcé en Italie. 1 fr. »

Dr PAUL AUBRY. — De l'homicide commis par les femmes .......... 1 fr. 50

AUGAGNEUR, *Agrégé à la Faculté de Médecine de Lyon.* — La prostitution des filles mineures (*avec graphiques*) .......... 1 fr. 50

A. BÉRARD, *Docteur en Droit, Substitut du procureur général.* La criminalité à Lyon et dans les départements circonvoisins .......... 1 fr. »

PAUL BERNARD (Dr). — De l'origine cardiaque de la mort subite .......... 1 fr. »

» — Des viols et attentats à la pudeur sur les adultes .. 1 fr. »

Dr BENEDIKT, *Prof. à l'Univ. de Vienne.* — Étude du crâne de Charl. Corday 1 fr. »

» Les grands criminels de Vienne. — Hugo Schenk. Dessins et pl. 1 fr. 50

» » » Raimond Hackler. Dessins et pl. 1 fr. 50

M. BENEDIKT et H. BENEDIKT. — Les grands criminels de Vienne. — Henri de Francesconi, dessins et planches .......... 1 fr. 50

BERTHOLON (Dr). — Anthropologie criminelle des Tunisiens musulmans... 1 fr. 50

BERTILLON (A.), *Chef du Service d'identification à la Préfecture de Police.* — Les signalements anthropométriques. .......... 1 fr. »

» — L'Anthropométrie judiciaire à Paris en 1889 (*4 planches*) ... 1 fr. 50

L. BODIO, *Direct. Gén. de la Statistique du Royaume d'Italie.* Statistique Criminelle en Italie.. .......... 1 fr. »

ALBERT BOURNET. — Une mission en Corse, notes d'Anthropologie criminelle 1 fr. »

» — La Criminalité en Corse .......... 1 fr. »

COLAJANNI (Dr N.) — Oscillations thermométriques et délits contre les personnes 1 fr. »

A. CORRE. — Aperçu général de la criminalité militaire en France .......... 1 fr. 50

HENRY COUTAGNE (Dr), *Chef des travaux de Médecine légale à la Faculté de Médecine de Lyon.* — La Folie au point de vue judiciaire et administratif. (*Leçons faites à la Faculté de droit de Lyon*) .......... 3 fr. 50

FERRI (Enrico). — Variations thermométriques et criminalité .......... 1 fr. »

FOCHIER, *Profes. à la Faculté de Méd. de Lyon*, et HENRY COUTAGNE, *Chef des trav. de méd. lég. à la Fac.* — Avortement criminel démontré au bout de plusieurs mois par le diagnostic rétrospectif de la grossesse.. 1 fr. »

FRIGERIO (Dr L.), *Directeur de l'Asile d'aliénés d'Alexandrie (Italie).* — L'oreille externe, étude d'anthropologie criminelle (*18 figures*) .......... 2 fr. »

R. GARRAUD *Professeur à la Faculté de Droit de Lyon*, et Dr PAUL BERNARD. — Des attentats à la pudeur et des viols sur les enfants. 1 vol. in-8, 44 pages (*Avec Graphiques en couleur*) .......... 2 fr. »

E. GAUCKLER, *Professeur à la Faculté de droit de Caen.* — De la peine et de la fonction du droit pénal au point de vue sociologique .......... 1 fr. »

VON HOFMANN, *Profes. de Méd. Légale à l'Univ. de Vienne.* — Étude Médico-légale sur les fractures du larynx .......... 1 fr.

» Affaire de Tisza-Eslar .......... 1 fr.

HUGOUNENQ (Dr L.). — La putréfaction sur le cadavre et sur le vivant 1 fr. 25

HENRI JOLY. — Le IVe Congrès pénitentiaire intern., St-Pétersbourg 1890... 1 fr. »

JOLY (H.). — Les lectures dans les prisons de la Seine .......... 1 fr. »

A. LACASSAGNE (Dr). — De la submersion expérimentale. Rôle de l'estomac

» comme réservoir d'air chez les plongeurs .......... 1 fr. »

» — L'affaire du Père Bérard (*avec une planche*) .......... 1 fr. 50

» — Des effets de la baïonnette du fusil Lebel .......... 1 fr.

» — Des ruptures de la matrice consécutives à des manœuvres abortives .......... 1 fr. »

LACASSAGNE (A.), et HUGOUNENQ. Du Cyanure de Potassium au point de vue médico-légal et toxicologique .......... 1 fr. »

LADAME (Dr), *Privat-docent à l'Univ. de Genève.* Affaire Lombardi. Suicide combiné d'assassinats commis par une mère sur ses enfants 2 fr. »

» — L'hypnotisme et la médecine légale .......... 2 fr. 50

M. LANNOIS (Dr) — *Agrégé à la Faculté de médecine de Lyon, médecin des hôpitaux* — La surdi-mutité et les sourds-muets devant la loi .......... 1 fr. 50

LAURENT (Dr). — Les dégénérés dans les prisons .......... 1 fr. »

G. LINOSSIER. — Ptomaïnes et Leucomaïnes .......... 1 fr. 25

E. MARANDON DE MONTYEL, *Médecin en chef des Asiles publics d'aliénés de la Seine* — Les tatouages chez les aliénés .......... 1 fr. »

» — Contribution à l'étude clinique des rapports de la criminalité et de la dégénérescence .......... 1 fr. »

ROLLET, *Professeur à la Faculté de Médecine de Lyon.* — De la transmission de la Syphilis entre nourrissons et nourrices .......... 1 fr. »

G. TARDE. — Positivisme et pénalité .......... 1 fr.

**Cours de médecine** à l'usage des gardes-malades, infirmières et gens du monde, professé aux hospitalières de l'hospice de l'Antiquaille, par le Dr HORAND, ancien chirurgien en chef de l'Antiquaille et des Chazeaux (deuxième édition). Un gros volume in-18.................... 4 »

**Des résultats éloignés de la Prothèse immédiate dans les résections du maxillaire inférieur,** par le Dr C. MARTIN, lauréat de l'Institut, de l'Académie et de la Faculté de Paris....

---

**Historique du 96e régiment d'infanterie,** par J.-B. BOUVIER, capitaine-adjudant-major. Un vol. grand in 8, velin 8 fr. Japon 8 »

**Les Vaudois, leur histoire sur les deux versants des Alpes du IVe au XVIIIe siècle,** par ALEXANDRE BÉRARD, conseiller général de l'Ain, substitut du Procureur général à Grenoble. Un vol. in-8 orné de 30 reproductions d'anciennes gravures. Velin................ 12.50

**Chroniques dauphinoises et documents inédits, relatifs au Dauphiné pendant la Révolution,** par A. CHAMPOLLION-FIGEAC. Première période, 1788-1794, 1 vol. gr. in-8................. 6 »

**Historique du 8me Cuirassiers,** 1 vol. in-4 orné de portraits et de chromolithographies ....................................... 12 »

---

**Eaux minérales de France, Situation, Composition, Indications thérapeutiques,** par le Dr G. CHAUVET (de Royat), 1 vol. in-8° avec 40 cartes ou graphiques en coul. Relié percal. angl.. 12.50

**Répertoire analytique des matières colorantes artificielles,** par M. le Dr P. CAZENEUVE, professeur à la Faculté de Médecine de Lyon, correspondant de l'Académie de Médecine, Lauréat de l'Institut, 1 vol. in-18, reliure souple, tranches rouges.................. 8 »

**Résumé analytique du cours de chimie organique,** professé à la Faculté de Médecine de Lyon, par le Dr P. CAZENEUVE, correspondant de l'Académie de Médecine, lauréat de l'Institut. 1 vol. in-8. . 8 »

**La mort et les accidents causés par les courants électriques de haute tension,** par le Dr F. BIRAUD, 1 vol. in-8° 3 fr. 50

**Notions pratiques d'électricité,** avec gravures et plans de pose par un électricien, un vol. in-18.......................... 0.60

**Les petits logements dans les grandes villes et plus particulièrement dans la ville de Lyon,** par F. MANGINI, 1 vol. in-8 avec 12 grandes planches.................................... 8 »

---

## SOUS PRESSE

**Traité d'hydrologie** (les eaux potables, les eaux minérales, analyse chimique et bactériologique, législation) par le docteur A. FLORENCE, professeur à la Faculté de médecine de Lyon, 2 vol. in-8........ 18 »

# Publications Lyonnaises

---

**Mémoires de l'Académie du Gourguillon.** (Tome I. THEATRE). 1 vol. in-8, illustré *(épuisé)*.

**Les classiques du Gourguillon.** (Tome I. THEATRE). 1 vol. in-8, illustré *(épuisé)*.

**A la mémoire de Joséphin Soulary**, 1 vol. in-8, illustré de nombreux dessins de SOULARY, E. FROMENT, PERRACHON, AUBERT, BAUER, ARMBRUSTER, DE COCQUEREL, SICARD, TOLLET, CORNILLAC, LUIGINI, ARMBRUSTER fils, etc. *(épuisé)*.

**Recueil d'Archéologie Lyonnaise**, eaux-fortes de TOURNIER, in-f° en un cartonnage percaline doré. Tiré à 50 exemplaires...... **100** »

**Gaspard Poncet**, par A. BLETON, 1 volume in-8°, orné d'héliogravures, Velin : **3** fr...........................................Japon **6**

**La fondation de Lyon**, par EMILE JULLIEN, professeur adjoint à la Faculté des lettres de Lyon, 1 vol. in-18, tiré à petit nombre.... **3.50**

**Lyon à l'Exposition universelle de 1889**, par A. STORCK et H. MARTIN, 2 gros volumes in-4°, ornés de nombreux dessins et de 60 héliogravures en noir et couleurs. Ouvrage de grand luxe, honoré des souscriptions des Ministères, du Conseil général du Rhône, du Conseil municipal et de la Chambre de Commerce de Lyon. Les derniers exemplaires............................................................ **80**

Exemplaires Hollande et Japon................ **120**

**La soie à travers les âges et les soieries lyonnaises**, par M. MORAND, secrétaire de la Chambre de Commerce et A. STORCK. 1 vol. grand in-4°, orné de nombreuses planches, héliogravure, phototypie et dessins dans le texte. Quelques exemplaires.......... **40**

---

**Lettres et pamphlets de Paul-Louis Courier**, 1 vol. in-8, Hollande. Portrait gravé par DUBOUCHET *(épuisé)*.

**Le neveu de Rameau**, publié par A. STORCK, eau-forte de DUBOUCHET d'après A.-A. HIRSCH, 1 vol. in-8 *(épuisé)*.

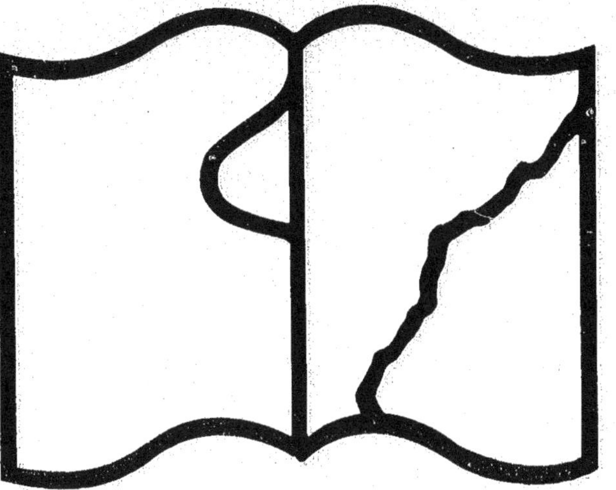

Texte détérioré — reliure défectueuse

**NF Z 43-120-11**

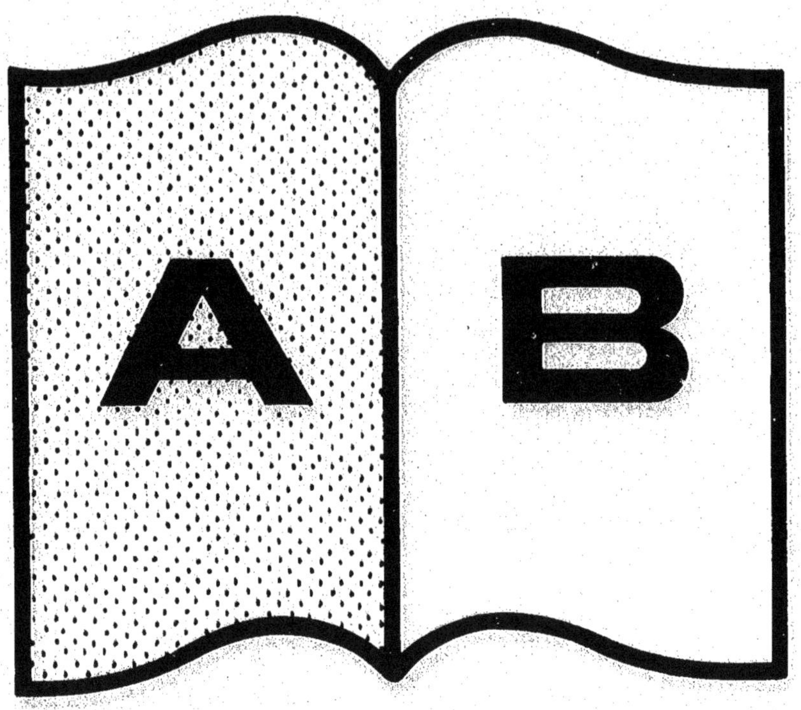

Contraste insuffisant

NF Z 43-120-14

www.ingramcontent.com/pod-product-compliance
Ingram Content Group UK Ltd.
Pitfield, Milton Keynes, MK11 3LW, UK
UKHW012303240726
13966UKWH00004B/1595

9 782011 943309